Die
Selbstnarkose der Verwundeten
in Krieg und Frieden.

Ein humaner Vorschlag

von

Professor Dr. C. L. Schleich.

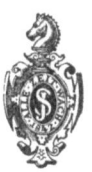

Springer-Verlag Berlin Heidelberg GmbH 1906

ISBN 978-3-662-40890-2   ISBN 978-3-662-41374-6 (eBook)
DOI 10.1007/978-3-662-41374-6

Alle Rechte, insbesondere das der
Übersetzung in fremde Sprachen, vorbehalten.

Sr. Exzellenz Herrn Generalleutnant z. D.

Hermann von Villaume

in dankbarer Verehrung

zugeeignet

vom Verfasser.

Die Erfahrungen der letzten Kriege in Südafrika und in der Mandschurei haben die schöne Hoffnung, daß mit Einführung des Kleinkalibergeschützes die Verwundungen (wegen der enormen Durchschlagskraft der Geschosse und des entsprechend kleineren und glattrandigen Schußkanals) weniger gefährlich sein möchten, zunichte gemacht, eine Hoffnung, welche sich sogar in den lockenden Gedanken hüllte, als sei ein instinktives Bestreben nach Humanität selbst bei der Konstruktion des männermordenden Handwerkszeuges still und fürsorgend an der Arbeit. Diese Hoffnungen waren schon nach den Berichten vom südafrikanischen Kriegsschauplatz als stark erschüttert anzusehen. Das jüngste, große, russisch-japanische Völkerringen hat die Aussichtslosigkeit dieser Erwartungen völlig besiegelt. Weder sind die Verwundungen harmloser, manchmal (bei gewissen Distanzen immer wiederkehrend) sind sie sogar schrecklicher gewesen als früher, noch ist voraussichtlich die Zahl der von einer Verwundung Genesenen erheblich größer als nach früheren Feldzügen. So bleibt denn immer noch und leider wohl für alle Zeiten das Schicksal eines von der Kugel, den Granatsplittern, den Bajonetten, dem Säbel oder der Lanze getroffenen Verwundeten, soweit die Verletzung nicht unmittelbar direkt tödlich ist, abhängig zum großen Teil von der Schnelligkeit, mit welcher dem niedergesunkenen Kämpfer sachgemäße, chirurgisch-ärztliche Hilfe gewährt werden kann. Es liegt in der Natur der modernen Kriegführung, bei welcher es geschehen kann, daß dasselbe Gelände mehrmals hintereinander wechselnd bald der einen, bald der anderen Sturmkolonne gehört (wie bei St. Privat oder bei Mukden), daß diese Frist viele, viele Stunden währt, während deren es, wegen des unaufhörlich das Kampffeld bestreichenden Kugelregens unmöglich ist, eine heilärztliche Revision des Bodens, der übersät sein dürfte mit Toten, Sterbenden und Verwundeten, die noch mit unendlichen Qualen ringen, vorzunehmen. Die Ambulanz wird im Ganzen und Großen mit wesentlichen Hilfsmaßnahmen warten müssen, bis ein Kampfschauplatz einigermaßen sturmfrei geworden ist, vor allem ehe sie eine Auslese auch nur zwischen Toten und Hoffnungslosen einerseits und Rettungsfähigen andererseits wird treffen können, falls das Ungestüm, helfen zu wollen, die Sanitätsoffiziere nicht verlockt, blind für die Notwendigkeit der Selbsterhaltung, nicht ihrer Person, sondern des durch sie verkörperten hilfebringenden Prinzips, sich mitten in den Kugelregen zu begeben, meist um trotz der weißen Binde am Arm einfach abgeschossen zu werden, wie das in den Jahren von Deutschlands Wiedergeburt nur allzu oft geschehen ist; sinkt doch mit jedem gefallenen Arzte das Schicksal Dutzender von niedergebrochenen Kameraden gleichfalls unrettbar dahin. Es ist also schon vom rein numerischen Gesichtspunkte aus durchaus problematisch, wenn die Ärzte im Felde mit schönstem Mannesmut zwar, aber doch unter gänzlicher Verkennung ihrer Funktionsbreite im Kriege zu früh ihre Retterhand in Aktion treten lassen. Die lange, bange Zeit, welche also verstreicht, ehe den Gefallenen der Samariter nahen kann, kann niemals einer etwa mangelnden Organisation des Sanitätsdienstes zu Lasten gelegt werden, sondern er liegt in der Natur der meist hin- und herwogenden Welle von Angriff und Rückzug. Der unter allen Umständen zu erzwingende Sieg ist also das oberste Prinzip des Krieges, und ihm werden, solange es Kriege geben wird, auch die berechtigsten Forderungen der Humanität nachzustehen haben.

Da taucht denn immer wieder eine Frage auf beim Lesen der Berichte von Augenzeugen über die Furchtbarkeit der Szenen, welche sich auf dem Felde der Ehre während einer Schlacht abspielen, Szenen, deren Grausigkeit selbst die kühnste Dichterphantasie nicht ausmalen kann (noch jüngst hat ein wahrer Poet, Frenßen, solche Szenen in seine Werke gewoben, und Carl Bleibtreu hat das Verdienst, auch Laien für die Vorgänge einer Schlacht die Augen geschärft zu haben) — die Frage: kann denn so gar nichts geschehen, um die unausdenkbar gräßlichen Qualen eines Verwundeten zu lindern während der furchtbaren Zeit seines Sichselbstüberlassenseins? Es ist ja nicht die Wunde allein, die Verstümmelung, die Zerreißung der Gliedmaßen oder des Leibes, die der Ärmste zu tragen hat: das Stöhnen und Wimmern und der Anblick der in gleicher Not ringenden Umgebung, der überall entgegenstarrende Tod der Kameraden, sein eigenes wahrscheinlichstes Los, was die Seele in die fürchterlichste aller Ekstasen zu bringen geeignet ist; neben den psychischen Visionen lastet Sonnenbrand oder Eiseskälte, Nässe oder Nebel auf ihm, und der Durst, der marternde Durst, dieser stete Begleiter exzessiven Blutverlustes, meldet sich und steigt langsam oder rapide bis zur absoluten Unerträglichkeit. Ohnmacht, Wahnsinn, das ist wohl die einzige entsetzliche Selbsthilfe, mit welcher das Bewußtsein selbsttätig sich einen traurigen Ausweg aus der furchtbaren Situation schafft. Und doch ist die medizinische Wissenschaft, die einzige Tochter der Biologie, welche es nie vergessen hat, daß sie nimmermehr Selbstzwecke verfolgt, sondern die stete Pflicht hat, sich in humane Taten umzusetzen, eigentlich nicht arm an allerhand Nebel- und Tarnkappen, an Lethetränken und an Säften der Vergessenheit. Opium, Morphium, Kokain und ein ganzes Heer narkotischer und anästhesierender Mittel stehen uns ja in Friedenszeiten zur Verfügung, nicht nur zur Linderung, nein zur völligen Aufhebung auch der allergrößten Schmerzen! Was war der Grund, daß niemals meines Wissens der Vorschlag gemacht wurde, von diesen schmerzlindernden Mitteln auch nur eines dem Feldsoldaten vor der Schlacht selbst in die Hand zu geben, um sich seines im Falle der Not zu bedienen? Ich meine, die Antwort liegt für jedes der überhaupt in Frage kommenden Mittel auf der Hand. Sie alle haben Gefahren an sich, und die meisten von ihnen würden den Teufel des Schmerzes mit dem Beelzebub einer schweren Schädigung am Leben des Verwundeten auszutreiben nur geeignet sein. Abgesehen davon, daß wohl niemals jeder Soldat angewiesen werden könnte, sich selbst eine Morphiumspritze zu machen, würde auch die innere Applikation, z. B. von Opium oder Morphium, erfahrungsgemäß nicht genügen, die grausigsten Schmerzen zu übertäuben. So große Dosen, wie dazu nötig wären, um einen Verletzten, der ein vielleicht zur Ausrüstung gehöriges Fläschchen im Verwundungsfalle trinkend leerte, in Bewußtlosigkeit und damit in Schmerzfreiheit zu versetzen, würden aber vor allem stets bei der vorhandenen Blutleere den zur Rettung so unerläßlichen Blutdruck aufs schwerste belasten, und ein Menschenverlust von ungeheuren Ziffern würde die nutzlose Folge eines solchen Versuchs werden. Ganz aus dem gleichen Grunde ist wohl noch niemand darauf verfallen, den Soldaten mit einem narkotischen Mittel, etwa dem Chloroform oder dem Äther, in irgend einer Form auszurüsten. Die mit solchen Mitteln auf diese oder jene Weise nicht unmöglichen Selbstnarkosen würden Herztode in erschrecklicher Zahl zeitigen. Verfasser dieser Zeilen darf sich in aller Bescheidenheit rühmen, daß seit seinen energischen Angriffen auf das Chloroform (Chirurgenkongreß 1892) und seiner Ersetzbarkeit in einem nicht unerheblichen Prozentsatze der Fälle durch die lokale Anästhesie durch Infiltration ungiftiger Lösungen die wissenschaftlichen Arbeiten zur Verbesserung der Narkose neu aufgeflammt sind. Erst seit dieser Zeit haben wir eine ständige Narkosenkommission gehabt, erst von dieser Zeit datiert eine Flut von Verbesserungs- und Ersatzvorschlägen für das reine Chloroform und für den reinen Äther. Und in der Tat, indem man einesteils die Fälle schärfer präzisierte, für die eine Narkose nach den Fortschritten der Anästhesie durch Infiltration überhaupt nicht mehr in Frage kommt, und anderenteils nach dem vorliegenden Befunde dieses oder jenes Narkotikum für ersprießlicher hielt: mit andern Worten, den Schematismus, nur mit Chloroform oder nur mit Äther zu narkotisieren, fallen ließ, sind schöne Fortschritte in der Kunst zu narkotisieren gemacht worden. Die Zahlen des Unfalls in der Narkose, eines der tragischsten Ereignisse auf dem Operationstisch, sind auf ein Minimum herabgedrückt worden. Da scheint es mir an der Zeit, die Frage erstmalig vor aller Öffentlichkeit zu diskutieren: können wir daran denken, ist die Wissenschaft weit genug gediehen, um jedem Soldaten, der ins Feld zieht, im Mobilmachungsfalle ein Mittel in die Hand zu geben oder es ihm im Momente der Not zuzuweisen, mit dem er sich sicher und ohne Schädigung an seiner Gesundheit im Falle seiner Verwundung über unerträgliche Stunden mit narkotischem Schlafe hinweghelfen kann?

Diese schwerwiegende und, wie ich wohl weiß, höchst verantwortliche Frage beantworte ich, nachdem ich sie zum ersten Male aufgeworfen habe, mit einem völlig überzeugten Ja.

Da liegt es mir ob, zu sagen, welches das Mittel sein soll, und zweitens, auf welche Weise es praktisch in so großem Maßstabe, wie es eine moderne Schlacht erheischen würde, an die einzelnen Verwundeten vom General bis zum Kompagniesoldaten zur Verteilung gelangen könnte. Daß das reine Chloroform, in welcher Anwendungsweise es auch immer appliziert werden könnte, ungeeignet ist zur Selbstnarkose in großem Stile, geht aus der einfachen Tatsache hervor, daß es ein Narkotikum darstellt, welches oft schon in ganz geringen Dosen den Tod durch Herzstillstand auf reflektorischem Wege veranlassen kann. Es ist ein Betäubungsmittel, von dessen Gefährlichkeit für den betreffenden Empfänger man vor dem Gebrauche auch nicht das allergeringste Warnungszeichen beobachten oder herausfordern kann. Die scheinbar allergesündesten Menschen, ohne jede Herzstörung, ohne jedes Zeichen eines irgendwie labilen Gleichgewichtes ihres organischen Mechanismus sind ihm plötzlich und unerwartet zum Opfer gefallen. Dazu kommt, daß der Betäubung, die es durch eine nach physiologischem Paradigma des Schlafes eingeleitete Hirnhemmung zu erzwingen imstande ist, ein sogenanntes Reizstadium vorausgeht, welches die Kranken zu exzessiven Bewegungen unbewußt veranlaßt, eine Tatsache, die schwer ins Gewicht fällt bei einer eventuellen Selbstnarkose von Verwundeten, bei denen möglicherweise eine eben zum Stehen gekommene Blutung durch jede stärkere muskuläre Anstrengung neu entfacht werden könnte. Zu dem hier verlangten Zwecke wäre gerade nur ein Narkotikum von Nutzen, dem diese Exzitation als physiologischer Vorläufer des Schlafes völlig oder fast völlig mangelt, bei welchem die Betäubung eintritt ganz nach Art des Einschlafens an sich: ohne Aufregung, ohne Rausch, ohne Umsichschlagen, Aufspringen, was, wie gesagt, um so gefährlicher ist unter 'Chloroform, als diese Bewegungstriebe ungehindert durch den Schmerz, der im Exzitationsstadium oft schon völlig abgedämpft ist, sich einstellen würden. Man könnte es erleben, daß solche Verwundete im Erregungsdrange mit einem zertrümmerten Bein auf den Knochenstümpfen einherhumpelten, ohne Schmerzen zu fühlen, daß sie mit gebrochenem Arme wild um sich schlügen u. s. w. Das alles, dazu noch die wohl kaum erläßliche Forderung einer besonderen Maske, die Notwendigkeit der Ergänzung der narkotischen Flüssigkeit, ihre Nachfüllung, welche der schon orientierungsunfähige Blessierte allein nicht mehr vornehmen kann, sind Gründe gegen die Anwendbarkeit des Chloroforms zu gedachtem Zwecke. Vor allem aber liegt seine diesbezügliche Unbrauchbarkeit in dem physiologischen Ablauf der Chloroformwirkung als solcher, indem nämlich bei ihr der wirklich natürliche Schlaf erst sehr spät, d. h. nach einer echten Narkose, auftritt. Wir brauchen aber, wie ich noch näher ausführen werde, direkt ein Mittel, bei dem Eintritt der Schmerzlosigkeit vom natürlichen Schlafe gefolgt wird, ohne daß dabei eine tiefe toxische Wirkung einzutreten hat. Daß ich ein solches Mittel gefunden habe, darin beruht, wie wir sehen werden, überhaupt die Diskutierbarkeit der ganzen Frage, und ohne die Beweisführung, daß das von mir gefundene Mittel tatsächlich einen ganz anderen Modus der Reihenfolge der physiologischen Prozesse im Gehirn und Rückenmark auslöst, wären alle diese Erörterungen eine überflüssige Spekulation. Die neue Art der Narkose überhaupt ist meines Erachtens der Kernpunkt der ganzen Erörterung. Denn auch beim

Äther, der in Frage kommt, ist der Ablauf der Narkose ein solcher, daß seine Anwendung ausgeschlossen ist. Erstens würden solche Mengen dazu nötig sein, daß seine Transportierbarkeit an der Montur des Soldaten oder in die Feuerzone problematisch würde. Denn der Äther ist keine gerade starke narkotische Substanz, und es ist fraglich, ob nicht Atmungsstörungen ständig seine Anwendung begleiten müssen, damit er überhaupt zur Wirkung gelangt. (Retention durch Kohlensäureüberladung des Blutes.) Zweitens ist der fast stets vorhandene exzessive Speichelfluß wegen der Erstickungsgefahr ein Hinderungsgrund für jede Form der Selbstnarkose durch Äther bei Verwundeten. Und drittens kann man sich mit Äther allein und eigenhändig zwar in einen anästhetischen Rausch, nicht aber in einen eigentlichen Schlafzustand bringen. Das weiß ich aus zahlreichen vergleichenden Selbstexperimenten, auf welche ich noch ausführlich zurückkommen werde. Schließlich fehlt auch beim Äther die Möglichkeit, sich selbst eine wohl kaum vermeidbare Maske wieder nachzufüllen, da der narkotische Rausch genügt, um Zweckhandlungen auszuschließen. Die Einwände, welche man gegen einen eventuellen Gebrauch von Bromoform, Äthylchlorid und Lachgas machen muß, beziehen sich gleicherweise teils auf ihre chemische Gefährlichkeit, teils auf die Unmöglichkeit, sie ohne besondere Apparate zur Selbstnarkose mobil zu machen. Die oben erwähnten Verbesserungen der Narkose, zu welchen ich vor allem die gemeinsame, gut dosierte Zufuhr von Chloroform und Sauerstoff (Draeger) rechnen möchte, bedürfen alle einer mehr oder weniger großen maschinellen Installation, sind also für den Handgebrauch leider hier ganz auszuschalten.

Das Mittel nun, von welchem ich mit Bestimmtheit glaube, daß es sich eignet zu einer relativ idealen Selbstnarkose in einfachster Form, ist ein Gemisch von Äthern, dergestalt bereitet, daß der Siedepunkt der Lösungen übereinstimmt mit der Temperatur des menschlichen Körpers (Schleichsches narkotisches Siedegemisch). Ich will hier in kurzem die Gesichtspunkte rekapitulieren, welche mich zur Zusammenstellung gerade dieser Mischung geführt haben, wobei ich bemerken will, daß die theoretische Anschauung, welche diese Komposition zeitigte, gar keine Rolle zu spielen geeignet ist gegen die praktische Erfahrung, welche ich und andere aus Tausenden von Fällen gewonnen haben. Dieses Mittel gebrauche ich zur Narkose seit 1892, und seit dieser gewiß erheblichen Spanne einer fast täglichen Anwendung habe ich nicht nur keine Schädigungen meiner zahlreichen Patienten erlebt, sondern ich habe es auch seit dem Jahre 1896 in Hunderten von Fällen Leidenden zur Selbstnarkose in die Hand gegeben, als ein Mittel, welches bei mir fast völlig die Morphiumspritze verdrängt hat. Dazu kommen meine Experimente an mir selbst, die mich die Natur des Betäubungsvorganges sicher noch genauer studieren ließen, als die Beobachtung anderer. Davon wird noch die Rede sein müssen. Ich meine nur, wenn ich hier die theoretischen Erörterungen, welche mir den Gedanken der Siedepunkteinstellung des Gemisches auf die Temperatur des Körpers (also auf 38° Celsius) eingaben, kurz rekapituliere, so will ich nur von vornherein betonen, daß es doch im wesentlichen die praktischen, langjährigen Erfahrungen immer mit dem geheimen Gedanken an eine Verwendbarkeit im Sinne der vorliegenden Frage gewesen sind, die mir Mut gemacht haben, einen so weitgehenden Vorschlag zur Humanität gleichsam als einer mir sich aufdrängenden Pflicht der Überzeugung zu wagen.

Bei den früheren Bestrebungen, die Narkotika zu verbessern, wurde allein und ausschließlich Gewicht auf die möglichst große chemische Reinheit des betreffenden Stoffes gelegt in der Annahme, daß es gewiß giftige Beimengungen sein müßten, welche die üblen Zufälle bedingten. Diese Bestrebungen sind von keinen nennenswerten Erfolgen gekrönt gewesen. Auch das chemisch reinste Chloroform (aus einer Vereisung nach Pictet gewonnen) hat Todesfälle verschuldet. Auch mit dem ganz reinen Äther sind Unglücksfälle zustande gekommen. Es hilft nichts, als einzugestehen: mit jedem Narkotikum ist eine Giftwirkung verbunden, die Narkose ist unter allen Umständen eine Vergiftung des Organismus, und es war für mich nur die Frage, ob nicht das Heil viel mehr in einer rationelleren physikalischen Verabreichung, d. h. in einer den Bedingungen des Organismus viel mehr angepaßten Form seiner Dosierung liege, als in der Frage der chemischen Komposition. Ich ging von der Tatsache aus, daß bei Atmungsgasen die Dampftension des verdunstenden ätherischen Stoffes unter allen Umständen den natürlichen Verhältnissen innerhalb der Lunge absolut angepaßt sein müsse. Nun siedet Chloroform bei 65° Celsius, Äther bei 34° Celsius, und es ist einleuchtend, daß die bei einer Temperatur von 38° befindliche Atmungsluft im Inneren der Lunge im Kontraste mit der Spannung eingeatmeter Dämpfe von dieser gegebenen Temperatur von 38° liegen muß. Der aufgenommene Chloroformdampf kreist im Blute, und vom Gehirn zur Lunge zurückkehrend kann nur eine der Temperatur von 38° entsprechende Quantität zur Ausdünstung durch die Lunge kommen. Nur wenn der Körper 65° warm wäre, könnte genau alles Chloroform, welches eindampft, auch bei der Rückkehr zur Lunge wieder ausgedampft werden. Da das nicht geschehen kann, so speichert sich eben dauernd Chloroform auf, kann toxische Wirkungen ausüben und kann nur sehr langsam und allmählich ausdunsten. Die Chloroformnarkose ist deshalb meiner Ansicht nach eine viel zu tiefe, als wir sie zu unsern Zwecken gebrauchen. Die Aufspeicherung hat schwere Folgezustände auch nach glücklichem Erwachen an Herz, Nieren, Leber nicht selten zum Geleit. — Umgekehrt siedet der Äther bei 34° Celsius, also in der 38° messenden Atmungsluft befindet er sich in starker Tension, so daß er der austretenden Atmungsluft (CO_2) den Weg sperrt. Überladung mit Kohlensäure, Blauwerden, Blutstockungen sind die Folge neben Reizungen der Atmungswege und Schaffung einer Disposition für die Erreger der Lungenentzündung nach Operationen. Ein ideales Narkotikum müßte dasjenige sein, so schloß ich, welches bei 38° Celsius siedet, und dessen Dämpfe ebenso schnell die Lunge verlassen könnten, wie sie eindampften: alles von rein physikalischem Gesichtspunkte aus betrachtet und vor allem den Mechanismus der Atmung in Beziehung zur Hirnwirkung berücksichtigend. Daher kam ich auf die Idee, durch Mischung von Äthern verschiedenen Siedepunktes Gemische zu gewinnen, welche diesen Anforderungen entsprechen. Wenn man Äther mit Chloroform mischt, so kann man den Siedeverzug nicht bis auf 38^0 herabdrücken, es bedarf dazu eines Zutuns von Äthylchlorid, eines Äthers, der bei 15^0, also schon in freier Hand, siedet. In folgendem Verhältnis erhält man ein bei 38^0 siedendes Äthergemisch:

Äthylchlorid 2
Chloroform 4 } siedet bei 38^0.
Aether sulfur. 12

Theoretisch ist eingewandt worden von Honigmann in Breslau, daß dieses Gemisch keineswegs konstant bei 38^0 siedet, sondern daß sich schon bald nach dem Ansteigen der Temperatur die Gase dissoziieren, d. h. daß erst Äthylchlorid, dann Äther entweicht, und schließlich reines Chloroform übrig bleibt. Das mag richtig sein im Reagenzglase, welches man steigend erwärmt. Es trifft aber ganz und gar nicht zu bei der Narkose, bei welcher nicht immer dasselbe Quantum verbleibt, sondern das aufgegossene Quantum verdunstet und niemals steigend erwärmt wird und dauernd frische Mengen zur gemeinsamen Verdunstung gelangen. In die Lunge gerät stets ein gleiches Gemisch von 2 : 4 : 12, welches eben, das ist physikalisch absolut unantastbar, zusammen dieselbe Tension ergibt, wie sie die Atmungsgase besitzen. Übrigens sind meine Versuche im ausgedehntesten Maßstabe seinerzeit in der Kahlbaumschen Fabrik von einer Autorität ersten Ranges in Siedefragen nachgeprüft worden, und es ist mir bescheinigt worden, daß bei einer Temperatur von 38° (das ist die entscheidende Wärme der Lunge) das Gemisch erst nach mehreren Stunden sich zu zersetzen beginnt. Vergegenwärtigt man sich, daß immer neue Mengen bei der Narkose verwandt werden, und niemals dieselbe Menge wie im Versuch dauernd erwärmt wird, so darf ich das als eine vollständige Erhärtung meiner Anschauungen in Anspruch nehmen. Wer aber mit Honigmann im Prinzip bezweifeln sollte, daß sich Äther mit verschiedenen Siedepunkten in ihrem Siedepunkt als Gemisch herabdrücken lassen, der braucht nur ein Reagenzglas mit etwas Chloroform zu füllen und Äthylchlorid (Siedep. 15°) dahineinströmen zu lassen. Würden die Gesetze der fraktionären Destillation bei einer Wärmequelle, die in der Nähe des Siedepunkts liegt, schon in Geltung sein, so müßte unweigerlich das Gemisch (Chloroform, Äthylchlorid) bei der Wärme der Hand sein Äthylchlorid freigeben unter Blasenentwicklung, was es aber erst bei einer Temperatur von ca. 40° tun wird. Der maximale Verdunstungsquotient meiner Mischung liegt unwiderleglich bei 38°, und hiermit ist die Tension des Narkotikums physiologisch aufs günstigste für den Organismus eingestellt. Dämpfe von 38-gradiger maximaler Verdunstung stellen das Einatmungs-Optimum dar. Übrigens erledigt sich diese rein physikalische Frage dadurch, daß es sich bei näheren Studien gezeigt hat, daß diese meine Komposition als keine Mischung, sondern im Sinne der physikalischen Chemie als eine

Lösung betrachtet werden muß: Chloroform nämlich löst das Äthylchlorid, und Äther löst beide, was sich schon durch die Temperaturveränderung bei den Vermengungen anzeigt. Jedermann weiß aber, daß Wasser, in dem Kochsalz aufgelöst ist, nicht mehr bei hundert Grad siedet. Ich will hier nicht weiter ausführen, daß es auch chemisch durch die Jodreaktion des Chloroforms nachweisbar ist, daß selbst nach langer Siedung des Gemisches nicht die Partiaräther ausgedampft sind, sondern daß im Siederest sowohl Äther wie Äthylchlorid nachweisbar sind. Derselbe Beweis ist durch den süßlichen Geschmack des Chloroforms und den bittern des Äthers andererseits leicht zu führen. Das alles genügt, um den Nachweis zu erbringen, daß eine solche Siedepunktanpassung an die Körpertemperatur tatsächlich möglich ist, und es ist sogar Prof. William Meyer in New York vor Jahren schon gelungen, die drei Komponenten so zu verbinden, daß tatsächlich eine völlig konstante Siedemischung entstanden ist.

Da mein Gemisch alle an dasselbe gestellten Forderungen in der Praxis erfüllte, sah ich mich nicht genötigt, diese fremde Modifikation einzuführen, zumal dieselbe in Amerika Patentschutz genießt.

Worauf es aber hier allein ankommt, das sind die praktischen Resultate dieses Siedegemisches bei der Narkose im allgemeinen und speziell die Erfahrungen, welche bei seiner Verwendung zur Selbstnarkose bisher gemacht werden konnten.

Zunächst will ich einfach ziffernmäßig berichten, daß die Zahl der damit Narkotisierten, wenn ich die

Berichte derer, die damit gearbeitet haben, zusammenfasse, viele Tausende betrifft (William Meyer in New York, Hagen-Torn in Petersburg, Chrobak in Wien gebrauchen diese Gemische, dazu kommen meine Narkosen seit 1892, welche auch eine stattliche Zahl repräsentieren, und die Zahlen, welche ich aus persönlichen Berichten einzelner Kollegen zusammenstellen konnte). 15 000 Narkosen kann ich auf diese Weise mit Bestimmtheit verzeichnen, wahrscheinlich aber sind es viel mehr, und mir ist in dieser ganzen Zahl nur ein einziger Unfall bekannt geworden von einem Arzte in Amerika, welcher einen Patienten damit weiter narkotisiert hatte, trotzdem gleich im Beginn der Narkose ein Kollaps mit extremster Pupillenweite entstanden war. Jedermann muß wissen, daß diese Fälle, bei denen schon im Beginn der Narkose ein anormales Spiel der Pupillen eintritt, die Narkose absolut kontraindizieren, wie ich das in meinen Narkosearbeiten immer wieder nachdrücklich betont habe. Der einzige Todesfall unter so vielen glücklich verlaufenen Narkosen kann also unmöglich dem Gemisch als solchem zur Last gelegt werden, aber selbst wenn er das würde, so wäre doch diese Statistik für meine Narkose immer noch ganz eminent günstig angesichts der Tatsache, daß man auf 1200 Fälle beim Chloroform und auf 2000 Fälle beim Äther einen Todesfall nach der Statistik gewärtigen kann. Prof. Winckel in München hat das Gemisch erprobt, und, obwohl er sich im allgemeinen nicht ungünstig äußert, meint er doch, ihm den schlechten Ablauf der Narkose in einigen Fällen zur Last legen zu müssen. Es waren das Narkosen an Patienten mit Kollapszuständen, und Prof. Winckel hat leider nicht berücksichtigt, daß man bei Laparotomien, welche lange dauern und ein erhebliches Absinken der Körpertemperatur veranlassen, gerade wenn meine physikalischen Anschauungen der Narkose richtig sind, das Siedegemisch allmählich durch reinen Äther ersetzen muß, weil bei einer Abkühlung des Blutes bis auf 35° C. gerade der um diese Wärmegrenze siedende Äther dann meine Forderung erfüllt. Wenn bei langdauernden Operationen in der Bauchhöhle das Siedegemisch dem veränderten Temperaturstand nicht angepaßt wird, so verhält sich schließlich mein Siedegemisch mit seinem dann wiederum gegen die Körpertemperatur kontrastierenden Siedepunkt nicht anders wie die andern Narkotika, was also Prof. Winckel, wenn er von dieser meiner, in meinen Arbeiten stets betonten Grundregel Kenntnis genommen hätte, nicht ungerechterweise meinem Mittel in die Schuhe geschoben hätte. Aber diese Einwände erwähne ich nur, um ihrer eventuellen Wiederkehr bei der Diskussion des vorliegenden Themas von vornherein zu begegnen. Als ausgemacht muß gelten, daß das Narkotikum richtig mit meiner sog. amerikanischen Maske appliziert kein Unheil anrichten kann. Dafür sprechen Paul Rosenbergs Tierversuche beredt genug, welcher die sonst gegen Narkose doch so ungeheuer empfindlichen Kaninchen mit diesem Siedegemisch niemals sterben sah, ja ein Tier, welches er für totnarkotisiert hielt, am nächsten Tage völlig erholt auf dem Experimentiertisch herumschnuppern sah. Auch Hunde vertragen nach eigenen Versuchen diese Form der Narkose glänzend. Daß Tiere, denen die maximale Dosis von Äther, Chloroform oder Siedegemisch eingespritzt wurde, durch künstliche Atmung nur bei meinem Gemisch gerettet werden können, habe ich schon 1897 publiziert (Schmerzlose Operationen).

Als Begründer der Infiltrationsanästhesie ist es mir beschert, daß eine große Zahl operativ zu behandelnder Kranker zu mir kommen, weil ihres schlechten Allgemeinzustandes, ihres Herzfehlers, Nierenleidens etc. wegen von anderen Chirurgen die Narkose als kontraindiziert angesehen wird. Da nun leider in allen diesen Fällen nicht die Infiltrationsanästhesie anwendbar ist, so ist es für mich ein Glück, daß meine Narkose bei dieser Sachlage bisher ohne jede Störung auch da sich applikabel erwies, wo andere eine Narkose mit den gewöhnlichen Mitteln für kontraindiziert hielten. Dadurch habe ich vielleicht etwas mehr wie viele meiner Herren Kollegen Gelegenheit gehabt, die Narkose selbst bei schweren pathologischen Zuständen zu studieren, und kann nur sagen, daß ich überhaupt nach meinen Erfahrungen keine Kontraindikation für diese Form der Narkose anerkenne. Der bekannte Spezialist für Herzkrankheiten, Dr. Smith, hat mir Patienten zur Narkose geschickt und die Narkosen selbst mit überwacht, welche schwere Arteriosklerosen, Herzfehler, Herzschwächen und Aneurysmen hatten, welche anderer Leiden wegen operiert werden mußten, und er ist bereit, vor der Öffentlichkeit zu bezeugen, daß er erstaunt war über die Ungestörtheit aller unserer gemeinsamen Narkosen bei schweren

Herzstörungen, und daß er oft ein direktes Heben und Ansteigen des Blutdruckes, in allen Fällen aber ein Ruhigerwerden des Pulses konstatieren konnte. Wir haben einen Patienten von Dr. Frankenhäuser, gleichfalls Spezialarzt für Herzkrankheiten, mit einem echten Ochsenherzen narkotisiert während einer halben Stunde ohne jede Störung beim Ablauf der Narkose und noch mehr, wir haben eine Frau, welche bei einem Gynäkologen auf dem Operationstisch sowohl bei Chloroform wie bei Äther zweimal schwer asphyktisch gewesen ist, mit dem Siedegemisch narkotisiert und konnten die früher eben wegen dieser Interzedenzien unoperable Frau in einstündiger Operation glücklich von ihrem Leiden (Perityphlitis) befreien. Nach Dutzenden zählen die Fälle, wo die Hausärzte der betreffenden Patienten nur mit allerschwersten Befürchtungen in die Operation willigten und den Angehörigen direkt die Narkose als eine gewaltige Gefahr hinstellten und sich doch überzeugt sahen, daß diese Form der Narkose eben keine der befürchteten und bekannten Übelstände in sich birgt. Nach allen diesen Erfahrungen sehe ich einer eventuellen sachlichen Nachprüfung des Siedegemisches als besten Narkotikums, welches wir besitzen, mit größter Freude entgegen. Zahlen und tagtägliche Erfahrungen an einem an sich aus angegebenen Gründen oft sehr ungünstigen Material sprechen zu deutlich immer in demselben Sinne. Aber bei dem vorliegenden Vorschlag kommt ja, und das will ich gleich ausführen, eine eigentliche Narkose gar nicht in Frage. Was ich erreichen will, ist ja nicht, daß sich die Soldaten im Felde in eine tiefe Narkose versetzen, sondern ich will eine Eigenschaft meines Siedegemisches für diesen humanen Zweck voll und ganz ausnutzen lehren, welche die anderen Narkotika eben nicht besitzen, nämlich seine eminent anästhesierende und schlafbringende Kraft, welche sich — und nur bei ihm — schon vor dem Eintritt der narkotischen Hirnhemmung einstellt. Ich preise diese Tatsache als eine unerwartete Gunst des Schicksals, als einen unverdienten Lohn vieler und unbegrenzter Studien, welcher rein zufällig als eine köstliche Gabe nebenher sich herausstellte bei der systematischen Suche nach einem verläßlichen Narkotikum überhaupt. Nur diese Eigenschaft meines Siedegemisches, daß es den Schmerz stillt und tiefe Müdigkeit erzeugt, welche in den natürlichen Schlafmechanismus hinüberleitet, ohne eine eigentliche Narkose zu veranlassen, ist es, die überhaupt mich auf die im ersten Anblick abenteuerliche, romantische Idee kommen ließ, dem verwundeten Feldsoldaten ein Narkotikum an die Hand zu geben.

Diese Eigenschaft meines Siedegemisches hängt wahrscheinlich auf das Engste mit den Theorien zusammen, aus welchen heraus ich dasselbe dargestellt habe, nämlich mit der Anschauung, daß der im Blut kreisende ätherische Stoff, ohne von den Hirnzellen chemisch gebunden zu sein, schon einen Mechanismus am Gefäß- und Neurogliaapparat des Rückenmarks entfaltet, welcher genügt, um Schmerzlosigkeit und erst später vom Gehirn her Schlaf zu erzeugen. Alle unsere Schmerzauslösungen finden im Rückenmarke statt, die graue Hinterhornsäule ist das eigentliche

Schmerzzentrum, und das Gehirn erhält bei dem Ablauf des psychophysischen Mechanismus des Schmerzes nichts als die Alarmmeldung von den im Rückenmarke lokalisierten elektroiden Kurzschlüssen der sensiblen Leitungen. Das erhellt einesteils aus der Tatsache, daß das Gehirn an sich niemals Schmerz erzeugen kann, auch operative Eingriffe an ihm selbst sind schmerzlos (die Dura hat ihre Nerven vom Trigeminus, dessen Wurzel auf dem Boden des vierten Ventrikels, also schon in der Medulla oblongata liegt, der innere Kopfschmerz ist also immer Trigeminusschmerz), und zweitens aus den schönen Resultaten der Bierschen Rückenmarksanästhesie. Wenn die Hinzufügung einer anästhesierenden Lösung zum Liquor cerebrospinalis genügt, um ganz große Abschnitte der Peripherie schmerzleitungs-unfähig zu machen, so muß die Auslösung des Schmerzes in dem Rückenmark selbst vor sich gehen. Die Biersche Anästhesie ist eine regionäre, lokale Anästhesie der zentralen Schmerzakkumulatoren (Hinterhörner). Man kann die grauen Hinterhörner des Rückenmarkes danach als solche Sammler unterschmerzlicher Reizungen betrachten und annehmen, daß diese Akkumulation eingedämmt wird durch den stromhemmenden, rings um die Ganglien innerhalb der Neuroglia kreisenden Blutsaft. Überwindet der Reiz der aufgespeicherten Ladungen in den Ganglien diese Hemmung, so kommt es zu alarmierenden Überflutungen der zugehörigen Orientierungsorgane im Gehirn. Die Unmöglichkeit in diesem Wirrwarr der die Gehirnzellen überbrausenden Massenanschlüsse wird erfahrungsgemäß als Unlust, als Warnung, als

Schmerz umgedeutet. Wenn diese kurz angedeutete, von mir zuerst formulierte Theorie des Schmerzes richtig ist, so muß es zwei Wege geben, das Bewußtsein des Schmerzes aufzuheben. Erstens könnte ein im Blut kreisender Stoff deshalb Schmerzlosigkeit bringen, weil er direkt das Bewußtsein, das durch die Großhirnzellen übermittelt wird, abdämpft, oder zweitens, weil zwar das Bewußtsein leidlich intakt bleibt, aber vor seiner Abdämpfung eine Verstärkung der schmerzhemmenden Säfte im Rückenmark auftritt, welche ihrerseits den Durchbruch der im Rückenmark aufgespeicherten Schmerzreize verhindert. Das letzte nun muß meiner Ansicht nach bei meinem Siedegemisch der Fall sein, und das erstere geschieht bei den bisher gebräuchlichen Narkosen, namentlich beim Chloroform und beim Äther.

Aber lassen wir wiederum diese ganzen, wissenschaftlich gewiß höchst interessanten Theorien beiseite, und halten wir uns nur an das erfahrungsgemäß Feststellbare, so ergibt sich in praxi die ganz unzweifelhafte Tatsache, daß dieses Narkotikum wirklich imstande ist, die allerhöchsten Schmerzgrade, wie z. B. exzessive Magenkrämpfe, Gallensteinkoliken, Nierenkoliken, Krämpfe der Tuben und des Uterus, Ileusschmerz, absolut sicher einzudämmen, und zwar nicht unter vorherigem Schwund des Bewußtseins, sondern es ist bei meinen Hunderten von Kranken und von mir selbst im Selbstversuch etwa 12 mal unbestreitbar festgestellt, daß zugleich mit einer großen Gliederschwere, mit einer zwingenden Müdigkeit dennoch das bewußte Gefühl des Abziehens des Schmerzes verbunden ist — eine der seligsten Empfindungen, deren die Seele fähig ist. Wie Patienten berichten, und wie ich bei mir selbst vorher schon des öfteren bestätigt hatte, gehört das innere Wohlgefühl, einen eben noch rasenden Schmerz langsam bei Schlafstimmung der Seele mit noch erhaltenem Bewußtsein abziehen zu fühlen, zu den wundervollsten Sensationen, welche man erleben kann. Ich selbst habe diese Form der Linderung von Schmerzen durch schnelles Einatmen meines Siedegemisches auf Watte zum ersten Male im Jahre 1896 an mir ausgeprobt. Damals befiel mich plötzlich ohne vorherige Anzeichen ein so enorm schmerzhafter Magenkrampf, daß mir die Sinne zu schwinden drohten. Ich wollte mir mit Morphium helfen, war aber nicht mehr imstande, die Spritze zu füllen, eine Dosis zu berechnen oder gar eine Injektion zu machen. Ich rief nach meinem Siedegemisch. Noch während ich tief den narkotischen Dampf einsaugte, steigerten sich die wütenden Schmerzen, dann kam ein Gefühl des Größerwerdens der Glieder, des Klopfens in den Schläfen, dann das Gefühl des Abziehens des Schmerzes und mit ihm ein Versinken der Umgebung, ein Vergessen von Raum und Zeit und doch das volle Gefühl deutlich und klar: die Schmerzen sind fort, jetzt wirst du schlafen. Und ein stundenlanger Schlaf folgte wirklich. Diese Szene habe ich noch 11 mal an mir selbst erlebt und, ihr Ablauf war stets der gleiche. Nicht einen Augenblick habe ich gezögert in meiner Privatpraxis, im Krankenhause und in der Privatanstalt, von diesem Mittel bei exzessiven Schmerzanfällen Gebrauch zu machen, und zwar stets mit demselben ausgezeichneten Erfolg. „Wie schön! Jetzt wird's besser! Das ist ja wundervoll!" habe ich zu Dutzenden von Malen die eben noch unter den unerträglichsten Schmerzen sich windenden Menschen flüstern gehört. Dr. Schürmayer, welchem ein großes Material an Gallensteinkranken zur Verfügung steht, hat bei Kolikanfällen diese Selbstanästhesierung durch Siedegemisch in vielen Fällen und stets mit schnellstem und promptestem Erfolge angewendet. Eine große Zahl befreundeter Kollegen hat mir bereitwilligst die sichere Wirkung unter den vorausgesagten klinischen Symptomen bestätigt. Noch jüngst erklärte Herr Dr. Friedemann (Berlin) in einer Diskussion über diesen Gegenstand, daß er bei 30 Gallensteinkranken glänzende Erfahrungen mit meinem Siedegemisch gemacht habe. Er bezeichnete mit Emphase das Gemisch dem Morphium gegenüber für überlegen.

Diese Erfahrungen eben, gesammelt am Krankenbett, beim Transport zu Operierender in die Klinik, durch Selbstexperiment und durch Versuche anderer, reichen nun meiner Meinung nach aus, um zu versichern, mit diesem Siedegemisch in der Hand könnte unendlich viel geschehen zur Linderung unaussprechlicher Qualen auch auf dem Schlachtfelde. Denn es muß immer betont werden, dieses Mittel soll ja nicht zu einer exakten, tiefen und nachhaltigen Narkose benutzt werden, sondern es soll allein seine schmerzlindernde und schlafbringende Kraft, welche es eben vor andern Betäubungsmitteln voraus hat, ausgenutzt werden. Nicht betäuben sollen sich die armen Verwundeten, sondern auf dem Wege der Einatmung unter Schmerzverringerung in schmerzfreien Schlaf versinken, so lange und so oft bis voraussichtlich die helfende Samariterhand sie anrührt. Da nun, wie ich gezeigt zu haben glaube, mein Mittel in der Tat unendlich viel Gutes in dieser Richtung zu leisten imstande ist, tritt um so schwerwiegender das Wie? dieser Zukunftsgedanken in den Vordergrund.

Da diese Frage unmöglich ohne genaue Kenntnis des tatsächlichen Verhaltens auf einem Schlachtfelde gelöst werden kann, so ist es selbstverständlich mir als Nicht-Kombattanten unmöglich hier zwingende Vorschriften zu geben, ich muß mich begnügen, Vorschläge zu machen, welche gewiß der Korrektur der eigentlich Sachverständigen bedürfen. Ich bin aber der Meinung, daß die humane Tragweite dieser Ideen kräftig genug sein wird, um hier positive Resultate zu zeitigen. Anfänglich bin ich allen Ernstes der Meinung gewesen, die narkotische Substanz könnte in einer gleich zu beschreibenden Form unbedenklich den Soldaten vom General bis zum Mann ohne Charge selbst in die Hand gegeben werden. Ich habe dazu Aluminiumhülsen anfertigen lassen, welche wie Patronen in einem gemeinsamen Rahmen zu dreien nebeneinander aufgereiht sind. Solch Besteck sieht aus, wie eine 3-stimmige Panflöte mit gleichlangen Flötenrohren oder wie ein dreifächeriges Zigarrenfutteral, in dem die Einzelzigarren nebeneinander durch verbundene Bauchringe aneinandergereiht sind. Jedes solches Etui sollte 3 Tuben mit dem Narkotikum enthalten aus dem Gesichtspunkte heraus, daß der Verwundete in zweistündigen Pausen dreimal hintereinander die Narkose an sich selbst vollziehen könne und müsse, da er ja öfter mehrere Stunden, ja einen ganzen Tag warten muß, bis ihm ärztliche Hilfe nahe kommt. Man denke einmal an den Fall, den Herr von Oettingen erzählt, der heldenhaft mit seiner Gattin seine bewährte Chirurgenhand in den Dienst einer verlorenen russischen Sache gestellt hat, wo ein hünischer, russischer Offizier von über 2 Ztr. Gewicht mit beiden zerschossenen Schenkeln, zwei Tage lang auf einem Karren über holperiges wegloses Land gekarrt wurde und dabei vor wahnsinnigem Schmerz innerhalb dieser Frist zum Skelett abmagerte — welch! ein Segen wenn sich dieser Mann während der ganzen Zeit in einem narkotischen Schlaf hätte erhalten können — er brauchte nicht zum Skelett abzumagern! Solche Szenen schweben mir in einem großen Kriege zu Tausenden vor, bei allen könnte zahllose Qual gelindert werden und ein unerhört herrliches Samariterwerk geleistet werden. Es ist ja die blendende Schönheit dieses Zieles, welche mich trotz aller Einwürfe, auf die wir ja noch kommen müssen, immer wieder mit hellem Mute erfüllt hat, nicht locker zu lassen in dem Streben, diese Ideen der Ausführung entgegen zu drängen. Aber kehren wir zuvörderst zu unserm dreirohrigen Narkose-Etui zurück. In jedem einzelnen dieser Rohre befindet sich nun das Siedegemisch, aber nicht in flüssiger Form, was zu mancherlei grobem Unfug Veranlassung geben könnte (obwohl jeder Soldat, der das ihm bei der Mobilmachung übergebene Etui vorzeitig angreift, ja eben selbstverschuldet des Segens einer eventuellen Schmerzlinderung verlustig ginge) — sondern es sind in Form einer nicht trinkbaren, getränkten Watte in jedem Rohr 50 g enthalten. Diese von mir ersonnene Narkosewatte ist mit Drahtschlinge an dem fest das einzelne Rohr schließenden Korkpfropfen befestigt*). Der Kork und die Aluminiumhülse sind durch Paraffin völlig gedichtet.

Ein solches dreihülsiges Etui sollte, so dachte ich, mit Watte umhüllt im Mobilmachungsfalle jedem Soldaten eingehändigt werden, und es sei im Innern des Mantels oder des Waffenrockes an irgend einer bequemen Stelle im Futter, zum Beispiel in einer besonderen Tasche, zu transportieren. Die Handhabung müßte in der Instruktionsstunde und im Felddienste und Manöver mit markierten Verwundeten also geübt werden: Der gefallene Soldat wird instruiert, das Etui hervorzuholen, wobei ihm auch im Ernstfalle, sollte er an beiden Händen verletzt sein, ein Nachbar, ein Kombattant, ein Ambulanzenträger behilflich sein könnte. Dann nimmt er die umhüllende Watte, öffnet eine Hülse, nimmt die getränkte Watte plus Pfropfen in

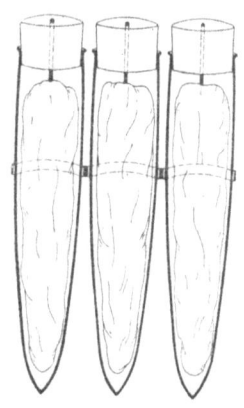

---

*) Diese Etuis werden von Dr. Laboschins chemischem Laboratorium, Friedrichstr. 19, geliefert werden. Daselbst ist auch das Siedegemisch und die zugehörige amerikanische Maske erhältlich.

die trockene Watte und atmet hintenüber gelegt begierig mit tiefen Atemzügen den narkotischen Dampf ein, bis der Schmerz schwindet, und der Schlaf eintritt. Nach dem Aufwachen kann der Vorgang eventuell noch zweimal wiederholt werden. Also Übung des Narkosevorgangs mit Attrappenetuis im Frieden, Auslieferung gefüllter Etuis erst im Mobilmachungsfalle.

Da ich mir die erdenklichste Mühe gegeben habe, die Einwände vorweg zu ersinnen, welche diesem Vorschlag in dieser Form gemacht werden können, so will ich die auf diesen Modus der Applikation gerichteten Einsprüche vorwegnehmen und sogleich bemerken, daß das Fallenlassen dieses Modus ja die Sache nicht durchaus unpraktikabel erscheinen ließe, es wären ja andere Wege als der der persönlichen Ausrüstung des einzelnen Soldaten vielleicht gangbarer, ohne daß man das Prinzip aufzugeben brauchte.

Man könnte sagen, es entstehe bei Auslieferung dieser Hülsen an den Soldaten selbst die Gefahr des Mißbrauches des Narkotikums erstens aus Unfug, zweitens aus Feigheit und Drückebergerei. Wenn der erste Einwand wohl am Platze ist bei demoralisierten Truppen, so kann er gewiß bei unserem Heere und bei den Truppen aller hochzivilisierten Nationen kaum schwer ins Gewicht fallen. Ich glaube nicht, daß bei einigermaßen normalem Bestand der Seele eines Heeres dieser Unfug während der Pausen der einzelnen Schlachten weitverbreitet sein könnte, und glaube, daß das Einatmen dieses Gemisches aus Genußsucht an dem natürlichen Widerwillen des Menschen gegen erstmalig genommene narkotische Dämpfe bald scheitern würde. Bedarf es doch bei Genußmitteln wie Alkohol und Nikotin auch immer einer längeren Einübungsdauer, bis aus den anfänglichen Depressionszuständen und ihren explosiven Folgezuständen ein behaglicheres Lustgefühl resultiert. So viel Proben jedoch, wie nötig wären, um Äthersüchtige zu züchten, bekäme ja aber niemand mit der Dosis von 3×50 Gramm in die Hand. Daß es Drückeberger in der Schlacht gibt, soll nicht bezweifelt werden, es ist doch aber fraglich, ob die Zahl derselben durch den Besitz dieser drei Narkosehülsen wachsen würde, zumal die Instruktionsstunde dafür sorgen müßte, den einzelnen Mann über dies hohe Gut, das er mit sich führt, gründlich aufzuklären. Die Frage der Drückebergerei ist übrigens ganz Sache der Disziplin, und ich habe eine viel zu hohe Meinung von dem deutschen Soldaten, als daß ich glauben könnte, sie würde durch eine solche Gabe der Humanität ins Wanken geraten[*]. Übrigens bin ich der Meinung, daß nichts dem Manne einen stärkeren Willensimpuls zu einem einheitlichen Ziele geben kann als die höchste Spannung hypnotischer Massensuggestion im Kampf. Der Mannheit höchster Rausch ist eben die Schlacht. Ich glaube, daß die berichteten Fälle von Drückebergerei im Kriege enorm vereinzelt dastehen, namentlich fast fortfallen, wenn alles im Feuer steht. Das „Drauf!" ist im Kampfe die Richtung des geringsten Widerstandes, die beste und offen-

---

[*] Umgekehrt könnte sogar aus dem Bewußtsein, ein Linderungsmittel im Verwundungsfalle bei sich zu haben, eher eine Erhöhung der Kampfesfreudigkeit erwartet werden.

kundigste Chance, mit dem Leben davonzukommen. Ich stelle mir das Schlachtfeld als eine höchst unbequeme Ruhestätte für solche feigen Versuche, sich dem Dienst des Vaterlandes zu entziehen, vor und meine, daß die Chancen, auf dem Boden liegend nicht getroffen zu werden, fast noch schlechter sind als aufrecht und vorwärts, handelnd und denkend danach zu trachten, ein gefährliches Feuer zum Schweigen zu bringen.

Ein, wie mir scheint, gewichtigerer Einwand ist der, ob die Militärverwaltung es jemals aus Marschfähigkeitsgründen zugeben könnte, daß das Gepäck des Soldaten mit etwa 200 Gramm mehr belastet würde. Ich muß offen gestehen, daß ich mich jedes Urteils über diese Frage enthalte und abwarten möchte, ob wirklich, wenn sonst gegen die Ausrüstung des einzelnen Kämpfers mit diesem Narkotikum nichts einzuwenden ist, diese Mehrbelastung des Soldaten die Verwirklichung einer so tiefgreifenden Idee der Humanität verhindern könnte. Man darf doch nicht vergessen, daß der Soldat auch heute schon sein Verbandzeug eingenäht in das Futter des Waffenrockes mit sich führt, was ebenfalls ein Gebot der Humanität war wie dieses neu geforderte.

Fernere Einwände betreffen die Folgezustände der Narkose. Für ihre Ausführbarkeit spricht meine und anderer wissenschaftliche Erfahrung. Es könnte die Gefahr entstehen, daß mit dem Siedegemisch narkotisierte Schlafende für gestorben gehalten und so bei einer Revision des Schlachtfeldes durch die Ambulanzen und Ärzte übersehen, für tot gehalten, liegen gelassen und ev. beerdigt würden. Dieser Einwand, der einem zunächst einen gelinden Schrecken einzujagen geeignet ist, kann glücklicherweise leicht widerlegt werden. Es ist gar nicht denkbar, daß ein ausgebildeter Krankenwärter, ein Lazarettgehilfe oder gar ein Arzt einen in der Siedegemisch-Narkose Schlafenden, häufig sogar Schnarchenden für tot ansieht. Bei dem geringsten Zweifel müßte ein Griff auf den Leib den Fortbestand der Atmung, ein Griff an den Puls das Schlagen des Herzens erweisen. Würde aber wirklich die ja auch so schon vorhandene Gefahr, einen Ohnmächtigen mit einem Toten zu verwechseln, gesteigert — eine Gefahr, die nur durch Sorgfalt und Gewissenhaftigkeit der Lazarettgehilfen und Sanitätsunteroffiziere auch heute schon paralisiert werden könnte — so meine ich, bei meiner Kenntnis von den hohen, mustergültigen Fähigkeiten unseres gesamten Sanitätspersonals bedürfte es wohl nur eines Hinweises auf diese Gefahr, um ihr Umsichgreifen eben durch ein geringes Maß gleichfalls gesteigerter Aufmerksamkeit ganz und gar aus der Welt zu schaffen*).

Daß bei der Selbstnarkose Gefährdung durch Überdosierung und Schwächung der Herztätigkeit eintreten könne, halte ich nach meinen Erfahrungen, wie oben schon des breiteren ausgeführt wurde, für völlig ausgeschlossen, im Gegenteil glaube ich, daß bei den Leib-

---

*) Auch der Gedanke, durch eine vor der Narkose anzusteckende Marke (eine Schleife, ein Schildchen aus Metall), welche der Verwundete vor Einleitung des Schlafes sich selbst applizieren könnte, den Selbstnarkotisierten zu kennzeichnen, erscheint mir durchaus diskutabel.

schüssen die eingeleitete Narkose im günstigsten Sinne zur Aufhebung resp. Verhinderung des Herzshocks führen wird, was das Resultat späterer Leibschnitte und plastischer Operationen im Unterleibe durchaus zu bessern geeignet sein müßte. Man denke nur daran, wieviel Herzkraft und allgemeine dynamische Widerstandsspannung erhalten bleiben muß, wenn Verletzte frühzeitig dem Segen eines narkotischen Schlafes ausgesetzt werden könnten! Hier dürfte in ungezählten Fällen die Einleitung der Selbstnarkose im ähnlichen Sinne als ein direkt kraftsparendes Moment zu begrüßen sein, wie das Rosenbach für das Morphium in vielen Fällen gesunkener oder geschädigter Herzkraft nachgewiesen hat, ein Gesichtspunkt, den ich zu den bedeutendsten Leistungen dieses genialen Mediziners zähle. Ferner bedenke man den Segen dieses schmerzlindernden, schlafbringenden Einatmungsverfahrens bei den unausbleiblichen Transporten der Schwerverletzten. Hier ist derjenige Punkt, bei welchem die Friedenspraxis reichlich Gelegenheit bietet, die Anwendbarkeit meiner Selbstnarkose im größten Maßstabe zu erproben. Wir kommen gleich auf diesen Punkt zu sprechen, denn es liegt mir fern, eine Sache von so allgemeiner Tragweite als spruchreif hinzustellen, ehe sie nicht die Feuerprobe der Praxis, wenn auch im kleineren Maßstabe, siegreich bestanden hat.

Nehmen wir nun einmal an, unsere Militärverwaltung würde aus diesem oder jenem Grunde der Auslieferung des Narkosegemisches in gedachter Form (dem Hülsenetui mit Siedegemischwatte) eine Abweisung a limine zuteil werden lassen, so träte mein zweiter Vorschlag in Diskussion: nämlich die Ambulanzen, welche nach dem Gefechtsreglement für das deutsche Militär mit in die Feuerzone vorzurücken bestimmt sind, führten in kleinen Handwagen Hunderte von solchen Hülsenetuis mit sich. Wo ein Kombattant niedersinkt, wäre ihre erste Pflicht, eins der Etuis an den Gefallenen zu übergeben. Die im Frieden geübte Praxis der Selbstnarkose mit nichtgetränkter Watte mit allen nötigen Handgriffen kommt zur Anwendung entweder durch den Getroffenen selbst oder mit schneller Assistenz durch irgend einen Lazarettgehilfen. In kurzer Frist ließen sich Hunderte von solchen Etuis an die Verwundeten verteilen, während andere Ambulanzpersonen an die ersten wichtigsten Hilfeleistungen gingen (Esmarchsche Binde, Blutstillung, Verbände). Bei Reiterattacken müßten Gespanne mit Ambulanzwagen der Angriffslinie folgen und in gleicher Weise vorgehen. Patrouillenreiter könnten beim Ausritt Narkose-Etuis ausgehändigt erhalten. Bei der Artillerie könnten leicht genügende Mengen von solchen gefüllten Hülsen mitgeführt werden.

Man stelle sich einmal vor, welch ein anderes Bild ein Schlachtfeld in Eis und Schnee vielleicht gewinnen müßte, wenn dieser Verteilungsmodus von Narkosegemischen offiziell eingeführt würde, gegenüber einem solchen, auf dem naturgemäß zur Stunde nichts geschehen kann für die Linderung so unendlich vieler Schmerzen! Wie segnende Himmelsspende müßte dieses humane Werk für die Stöhnenden und Verzweifelten wirken, und den doch Verlorenen müßte es wenigstens die Wohltat eines leichten Überganges von Schlaf in

Tod gewähren! Wahrlich ein Ziel, aufs innigste zu wünschen und groß genug, um ihm eine Lebensarbeit zu weihen!

Mein Appell geht an die Machthaber, Sachverständigen und Regierungen unseres Vaterlandes, sich dieses Gedankens anzunehmen und seine Durchführbarkeit in Erwägung zu ziehen. Ich zweifle nicht einen Augenblick, daß der so oft bewährte Geist der Humanität in unserem Vaterlande alles tun wird, um die Anwendbarkeit dieses Prinzipes schnell und mit Energie zu erproben. Dazu bietet jeder Tag reichlich Gelegenheit. Den Eisenbahnverwaltungen könnte die Aufgabe gestellt werden, solche Etuis an das Zugpersonal zu verteilen, um sie eventuell bei unglücklichen Zufällen in Anwendung zu ziehen. Die Unfallstationen könnten sich ihrer bedienen beim Transport Schwerverletzter ins Krankenhaus, die Polizeistationen könnten sie verwenden bei Unglücken und Katastrophen allerart, die Feuerwehr könnte damit ausgerüstet werden. In den Krankenhäusern selbst kann die Stichhaltigkeit meiner Erfahrungen bei schweren Schmerzattacken allerart wissenschaftlich studiert werden; in Fabriken, in Bergwerken und großen Industriebetrieben allerart könnte unter ärztlicher Aufsicht die Leistungsfähigkeit des Siedegemisches zur Selbstnarkose einer vielseitigen Probe unterstellt werden.

Schließlich aber, und das wäre das Entscheidende, kann die Militärverwaltung beim Manöver- und Felddienst reichlich Erfahrungen sammeln, welche diese Anschauungen zu widerlegen oder zu stützen imstande sein müssen.

Es ist, bei der Sorgfalt meiner Voruntersuchungen und bei der Erfahrung, welche mir die ärztliche Welt in bezug auf Narkosefragen wohl zuzubilligen geneigt sein dürfte, mir nicht wahrscheinlich, daß sich dieser humane Vorschlag als eine haltlose Utopie herausstellen wird. Aber sollte das selbst der Fall sein, so hoffe ich, daß wenigstens der Gedanke, den vielen Verwundeten des Schlachtfeldes auf narkotischem Wege Linderung unermessener Qualen zu bringen, niemals mehr wird ganz schwinden können, wenn es auch einem Kommenden erst gelingen sollte, mit vielleicht zureichenderen Mitteln ihn in die Tat umzusetzen. Dann bitte ich meine Richter, gnädig mit mir zu verfahren in Rücksicht auf das erhabene Ziel, welches mir vorgeschwebt hat, und in Rücksicht auf den Geist der ärztlichen Humanität, welcher mich zu diesem Vorschlage unaufhaltsam getrieben hat.

Universitäts-Buchdruckerei von Gustav Schade (Otto Francke) in Berlin N.

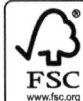

MIX
Papier aus verantwortungsvollen Quellen
Paper from responsible sources
FSC® C105338

If you have any concerns about our products,
you can contact us on
ProductSafety@springernature.com

In case Publisher is established outside the EU,
the EU authorized representative is:
**Springer Nature Customer Service Center GmbH
Europaplatz 3, 69115 Heidelberg, Germany**

Printed by Libri Plureos GmbH
in Hamburg, Germany